Table des matières

Préface..2
Réception...5
Anamnese..11
Massage...22
Thérapie manuelle...............................27
PNF...37
Mulligan..43
Exercices...46
Reprise de la marche..........................53
Drainage lymphatique........................55
Electrothérapie...................................59
Rééducation du périnée.....................62
Thérapie respiratoire.........................67
Pratique..70
Mot de la fin......................................72
Bibliographie.....................................73

Préface

Qui suis-je ?

je m'appelle Caroline Braun et je suis la créatrice du Little Physio.

J'ai fait des études de traduction et travaillé comme traductrice indépendante pendant plusieurs années avant de changer complètement de voie et de devenir kinésithérapeute.

Cela fait maintenant plus de dix ans que je travaille dans la kinésithérapie, au début dans des hôpitaux et ensuite dans des cabinets.

Pourquoi le Little Physio ?

Tout au long de ces années, je me suis rendue compte des problèmes que posait le **manque de compréhension entre thérapeutes et patients étrangers** et des **conséquences désastreuses de cela sur la thérapie et la guérison des patients.**

Beaucoup de personnes disent que c'est au patient d'apprendre la langue du pays dans lequel il vit mais ce n'est pas toujours possible ou pas encore fait.

De plus, certains patients sont ici en vacances, ils visitent des membres de leur famille ou sont là pour le travail.

En tant que kinésithérapeute, je ne suis pas là pour juger mais pour effectuer ma thérapie et c'est à moi de me donner les moyens de la faire du mieux que je peux.

C'est la raison pour laquelle j'ai créé le Little Physio.

Ce **traducteur** est composé de **plusieurs centaines de phrases** qui permettent au thérapeute de **communiquer avec le patient étranger** et d'**effectuer sa thérapie beaucoup plus rapidement et facilement.**

Pour une utilisation simple, le livre est divisé en plusieurs chapitres comme "réception", "massage", "exercices", "drainage lymphatique" etc.

Ainsi, il est beaucoup plus facile et rapide de trouver les phrases dont vous avez besoin.

Pour compléter le livre, vous avez l'opportunité de vous procurer l'application pour téléphone mobile android, tablette android, ou bien Iphone ou Ipad.

L'application "Littlephysio" est disponible sur le Googleplaystore et sur l' appstore de Apple.

L'application est une version audio du livre, elle permet à votre portable ou à votre tablette de "parler" à votre place.
Vous appuyez sur la phrase que vous voulez et votre portable dit la phrase au patient dans sa langue.

Vous pouvez voir une démonstration à cette adresse: youtube ou littlephysio.com

Je pense que lorsqu'on devient kinésithérapeute, c'est parce qu'on désire aider son prochain et ceci qu'il parle notre langue ou pas.

Maintenant, c'est possible :)

Caroline Braun

Réception

El recibimiento

1. Bonjour
   Buenos días

2. Je suis...
   Me llamo...

3. Avez-vous une ordonnance?
   ¿Tiene una receta médica?

4. OUI
   Sí

5. NON
   NO

6. Avez-vous une carte vitale?
   ¿Tiene su tarjeta de seguro social?

7. Pouvez-vous apporter votre carte vitale la prochaine fois?

¿Puede traer su tarjeta de seguro social la próxima vez?

8. Pouvez-vous m´écrire votre numéro de téléphone, s'il vous plait?

¿Me podría apuntar su número de teléfono, por favor?

9. Il y a une erreur sur l'ordonnance, vous devez retourner chez le medecin pour qu'il la corrige.

En la receta hay un error, usted debe ir de nuevo al médico para que le dé una receta nueva.

10. Avez-vous un rapport du médecin / des radios, des tomographies?

¿Le ha dado su médico un informe médico, radiografías o exploraciones TAC (Tomografía axial computarizada)?

11. Pouvez-vous amener les radios, les tomographies la prochaine fois?

¿Podría traer la próxima vez el informe y las imágenes médicas, o sea, las radiografías y tomografías?

12. Voici vos rendez-vous

Aquí tiene sus citas.

13. Si les rendez-vous ne vous conviennent pas, dites le moi

En caso de que no le vengan bien las citas, me lo dice.

14. Ça ne va pas?

¿Esa fecha no le viene bien?

15. Pas ce jour là?

¿Tampoco ese día no le viene bien?

16. Plutôt le matin

¿Le conviene mejor por la mañana?

17. Plutôt l'après-midi

¿Le conviene mejor por la tarde?

18. Lundi

El lunes

19. Mardi

El martes

20. Mercredi
El miércoles

21. Jeudi
El jueves

22. Vendredi
El viernes

23. Samedi
El sábado

24. Dimanche
El domingo

25. Je suis désolée, vous êtes en avance
Lo siento mucho, pero usted ha venido muy temprano.

26. Je suis désolée, vous êtes en retard
Lo siento mucho, pero usted ha venido muy tarde.

27. Ce n'est pas possible cette semaine
Esta semana no me viene bien.

28. Ce n'est pas possible aujourd'hui
hoy no me viene bien.

29. A partir de la semaine prochaine
Sólo puede ser a partir de la semana próxima.

30. A partir du mois prochain
Puede ser sólo a partir del próximo mes.

31. La / le thérapeute est en vacances
Su terapeuta está de vacaciones

32. La / le thérapeute est malade
Su terapeuta está enferma / enfermo

33. Voulez vous un autre thérapeute ?
¿Desea cambiar de terapeuta?

34. OUI
SI

35. NON
NO

36. Voulez vous avoir le / la même thérapeute?

¿Quiere quedarse con su mismo/a terapeuta?

37. Voulez vous attendre que le / la thérapeute revienne?

¿Quiere esperar hasta que regrese su terapeuta?

38. Voici votre facture.

Aquí tiene su factura.

39. Voulez vous payer maintenant ?

¿Desea abonar ahora?

40. Voulez vous payer contant?

¿Desea pagar en efectivo?

Anamnese

Anamnesis

1. Deshabillez vous s'il vous plait
¿ Puede quitarse la ropa, por favor?

2. Pouvez-vous enlevez votre haut?
¿Puede dejar libre la parte de arriba?

3. Pouvez-vous enlever votre pantalon?
¿Puede quitarse los pantalones?

4. Pouvez-vous enlever votre jupe?
¿Puede quitarse la falda?

5. Avez-vous des douleurs?
¿Siente dolor?

6. Oui
Sí

7. Non

NO

8. Montrez moi où vous avez des douleurs

Muéstreme por favor dónde le duele

9. Où sont vos douleurs ?

¿Dónde siente dolor?

10. Les douleurs se diffusent-elles dans le bras?

¿El dolor se inicia en el brazo?

11. Les douleurs se diffusent-elles dans la jambe?

¿El dolor se inicia en la pierna?

12. Où les douleurs se diffusent-elles ?

¿hacia dónde se dispersan los dolores?

13. Montrez moi

Me lo muestra, por favor?

14. Avez-vous des zones insensibles?

¿Siente una sensación de adormecimiento?

15. Où?
¿Dónde?

16. Avez-vous des paralysies, faiblesses musculaires?
¿Tiene síntomas de entumecimiento?

17. Avez-vous des fourmis?
¿Tiene sensación de hormigueo?

18. Où?
¿Dónde?

19. Depuis quand?
¿Desde cuándo siente esos síntomas?

20. Depuis plusieurs jours
Desde hace días

21. Depuis plusieurs semaines
Desde hace semanas

22. Depuis plusieurs mois
Desde hace meses

23. Depuis plusieurs années

Desde hace años

24. Comment est la douleur?

¿Cómo es el dolor?

25. Lancinante

Es un dolor agudo

26. Diffuse

Es un dolor sordo

27. Par élancements

Siente tirones

28. La douleur a-t-elle commencé doucement?

¿El dolor se ha iniciado lentamente?

29. La douleur a-t-elle commencé d'un seul coup?

¿El dolor comenzó repentinamente?

30. La douleur persiste-t-elle longtemps?

¿El dolor es persistente?

31. Plusieurs secondes
   Por varios segundos

32. Plusieurs minutes
   Durante varios minutos

33. Plusieurs heures
   Durante varias horas

34. Plusieurs jours
   Durante varios días

35. Avez-vous eu un accident?
   ¿Tuvo un accidente?

36. Avez-vous déjà recu des soins ?
   ¿Ya le han tratado?

37. Oui
   Sí

38. Non
   No

39. Faites vous de l'hypertension?

¿tiene hipertensión arterial?

40. Avez-vous le diabète?

¿Tiene diabetes?

41. Avez-vous des vertiges?

¿Se marea?

42. Etes vous enceinte?

¿Está embarazada?

43. Depuis combien de mois?

¿En qué mes de embarazo está?

44. Prenez vous des antidouleurs?

¿Toma analgésicos?

45. Prenez vous des anticoagulants? / des médicaments?

¿Toma medicamentos anticoagulantes u otro tipo de medicamento?

46. Avez-vous des problèmes de thyroide?

¿Tiene problemas de tiroides?

47. Avez-vous des problèmes cardiaques?

¿Tiene problemas del corazón?

48. Avez-vous des maux de tête?

¿Tiene dolores de cabeza?

49. Vous êtes vous fait opérer?

¿Se ha sometido a una operación quirúrgica?

50. Quand vous êtes vous fait opérer?

¿Cuándo fue la operación?

51. Il y a quelques jours

Hace días

52. Il y a quelques mois

Hace meses

53. Il y a quelques années

Hace años

54. Vous devez aller chez le médecin

Usted tiene que ir al médico

55. Avez-vous des douleurs liées à une activité / pendant une activité?

¿Siente dolores por el peso?

56. Avez-vous des douleurs au repos?

¿Sufre de artrosis?

57. Quand les douleurs sont-elles maximales?

¿Cuándo siente esos dolores intensamente?

58. Le matin

Por la mañana

59. Le soir

Por la tarde

60. La nuit

Por la noche

61. Toujours pareil

Continuamente

62. En marchant quand ça monte

Al caminar cuesta arriba

63. En marchant quand ça descend

Al caminar cuesta abajo

64. En montant les escaliers

Al subir las escaleras

65. En descendant les escaliers

Al bajar las escaleras

66. Quand vous restez assis(e) longtemps?

¿Al estar sentado durante largo tiempo?

67. Après être resté assis(s) longtemps?

¿Después de haber estado sentado por largo tiempo?

68. Lors de très petits mouvements?

¿Al hacer pequeños movimientos?

69. Êtes vous allé(e) à l'hôpital/ en cure?

¿Estuvo en un hospital o en un tratamiento médico?

70. Combien de temps?

¿Por cuánto tiempo?

71. Plusieurs jours

Durante varios días

72. Plusieurs semaines

Durante varias semanas

73. Plusieurs mois

Durante varios meses

74. Quand êtes vous sorti(e) de l'hôpital?

¿Cuándo le dieron de alta del hospital?

75. Hier

Ayer

76. Avant-hier

Antes de ayer

77. Il y a quelques jours

Hace un par de días

78. Combien ?
¿Cuánto?

79. Il y a quelques semaines
Hace un par de semanas

80. Il y a quelques mois
Hace un par de meses

Massage

Masajes

1. Vous pouvez vous déshabiller
¿ Puede quitarse la ropa, por favor?

2. Pouvez-vous enlever votre haut?
¿Puede dejar libre la parte de arriba?

3. Pouvez-vous enlever votre pantalon?
¿Puede quitarse los pantalones?

4. Pouvez-vous enlever votre jupe?
¿Puede quitarse la falda?

5. Couchez vous sur le dos
Póngase boca arriba, por favor

6. Couchez vous sur le ventre
Póngase boca abajo, por favor

7. Couchez vous sur le côté droit
Recuéstese sobre el costado derecho, por favor

8. Couchez vous sur le côté gauche
Recuéstese sobre el costado izquierdo, por favor

9. La tête ici, s'il vous plait
Ponga la cabeza aquí, por favor

10. Voulez vous une couverture?
¿Quiere una manta?`

11. Avez-vous froid
¿Le hace frío?

12. Avez-vous trop chaud?
¿Le hace calor?

13. Mettez votre bras drois en bas
Coloque el brazo derecho hacia abajo

14. Mettez votre bras drois en haut

Coloque el brazo derecho hacia arriba

15. Mettez votre bras droit le long du corps

Coloque el brazo derecho junto a su cuerpo

16. Mettez votre bras gauche en bas

Coloque el brazo izquierdo hacia abajo

17. Mettez votre bras gauche en haut

Coloque el brazo izquierdo hacia arriba

18. Mettez votre bras gauche le long du corps

Coloque el brazo izquierdo junto a su cuerpo

19. Asseyez vous, s'il vous plait

Tome asiento, por favor

20. Détendez vos épaules

Afloje los hombros

21. Regardez devant vous

Mire hacia adelante

22. Ça fait mal?

¿Duele?

23. Est-ce que je vous fais mal?

¿Le causo dolor?

24. Montrez moi ou ça fait mal

Múestreme dónde le duele

25. Est-ce-que la pression est bonne / est-ce que j'appuie bien?

¿Está bien la presión?

26. OUI ?

¿Sí?

27. NON?

¿No?

28. Plus fort ?
　¿Presiono mas fuerte?

29. Moins fort?
　¿Menos presión?

30. C'est mieux?
　¿Está mejor así?

31. C'est moins bien?
　¿Está peor así?

Thérapie manuelle

Terapia manual

1. **Vous pouvez vous déshabiller**
   ¿ Puede quitarse la ropa, por favor?

2. **Pouvez-vous enlever votre haut?**
   ¿Puede dejar libre la parte de arriba?

3. **Pouvez-vous enlever votre pantalon?**
   ¿Puede quitarse los pantalones?

4. **Pouvez-vous enlever votre jupe?**
   ¿Puede quitarse la falda?

5. **Où Avez-vous mal / des douleurs?**
   ¿Dónde siente dolor?

6. **Est-ce que vous allez mieux depuis la dernière thérapie?**
   ¿Ha mejorado el dolor desde el último tratamiento?

7. Est-ce moins bien qu'avant?

¿Ha empeorado el dolor?

8. Avez-vous plus de douleurs maintenant?

¿Siente ahora más dolores?

9. Avez-vous moins de douleurs maintenant?

¿Siente ahora menos dolores?

10. Où sont les douleurs maintenant / Où Avez-vous mal maintenant

¿Dónde siente ahora los dolores?

11. Tenez vous sur une jambe

Quédese de pie sobre una pierna

12. Maintenant, tenez vous sur l'autre jambe

Ahora quédese de pie sobre la otra pierna

13. Tenez vous debout seulement sur les talons

Quédese de pie sobre sus talones

14. Tenez vous debout sur la pointes des pieds

Quédese de pie sobre la punta de sus pies

15. Asseyez vous

Siéntese por favor

16. Faites le dos rond

Inclínise hacia abajo la parte superior del cuerpo

17. Mettez la tête en avant / posez le menton sur votre sternum

Incline su cabeza hacia abajo

18. Ça tire?

¿Le tira?

19. Ça fait mal / c'est douloureux?

¿Es doloroso?

20. C'est moins douloureux comme ça?

¿Ahora le duele menos?

21. C'est plus douloureux comme ça?

¿Y así le duele más?

22. C'est mieux ?

¿Está mejor así?

23. C'est pire?

¿Está peor así?

24. Soulevez la tête

Levante la cabeza, por favor

25. Regardez en l'air

Mantenga la cabeza arriba / Mire hacia arriba

26. Regardez vers le bas / baissez la tête

Mantenga la cabeza abajo / Mire hacia abajo

27. Tournez la tête à gauche

Gire la cabeza hacia la izquierda

28. Tournez la tête à droite

Gire la cabeza hacia la derecha

29. Penchez la tête à gauche

Incline la cabeza hacia la izquierda

30. Penchez la tête à droite

Incline la cabeza hacia la derecha

31. Détendez / restez détendu(e)
Póngase más flojo

32. n'essayez pas de m´aider, je fais le mouvement, vous restez détendu(e)
No ayude, yo haré el movimiento, usted se relaja

33. Levez les bras
Levante los brazos

34. Levez le bras droit
Levante el brazo derecho

35. Baissez le bras droit
Baje el brazo derecho

36. Levez le bras gauche
Levante el brazo izquierdo

37. Baissez le bras gauche
Baje el brazo izquierdo

38. Pliez la jambe
Flexione la pierna

39. Tendez la jambe
Estire la pierna

40. Pliez le genou
Doble la rodilla

41. Tendez le genou
Estire la rodilla

42. Levez la jambe
Levante la pierna

43. Couchez vous sur le dos
Póngase boca arriba

44. Couchez vous sur le ventre
Póngase boca abajo

45. Couchez vous sur le côté droit
Póngase sobre el costado derecho

46. Couchez vous sur le côté gauche
Póngase sobre el costado izquierdo

47. La tête ici, s'il vous plait
Ponga la cabeza aquí, por favor

48. Asseyez vous
Tome asiento por favor

49. Faites le mouvement avec moi.
Siga haciendo el movimiento levemente

50. Poussez contre ma pression
Presione en contra de mi resistencia

51. Poussez plus fort
Presione con más fuerza

52. Poussez moins fort
Presione levemente

53. Ceci est un exercice à faire à la maison
Éste es un ejercicio para hacerlo en casa

54. Pliez les jambes et posez les pieds sous les genoux
Ponga los pies debajo de las rodillas

55. Contractez les muscles du ventre / faites marcher vos abdominaux
Ponga tenso el vientre

56. Contractez les muscles fessiers
Ponga tenso el trasero

57. Contractez les muscles des jambes
Ponga tensas las piernas

58. Contractez les muscles des bras
Ponga tensos los brazos

59. Détendez vos muscles / vous
Relájese

60. Il est possible que ça fasse un peu mal
Puede ser que le duela un poco

61. Je vous montre, ensuite vous le faites
Le muestro el ejercicio, y después usted lo repite

62. Faites trois séries à 10 répétitions
Realice tres series de 10 repeticiones

63. Faites trois séries à 15 répétitions

Realice tres series de 15 repeticiones

64. Faites trois séries à 20 répétitions

Realice tres series de 20 repeticiones

65. Faites trois séries à 30 répétitions

Realice tres series de 30 repeticiones

66. Une fois par semaine

Una vez por semana

67. Deux fois par semaine

Dos veces por semana

68. Trois fois par semaine

Tres veces por semana

69. Une fois par jour

Una vez por día

70. Deux fois par jour

Dos veces por día

71. Trois fois par jour

Tres veces por día

72. Faites l'exercice devant le miroir

Realice el ejercicio delante del espejo

73. Asseyez vous devant le miroir

Siéntese delante del espejo

74. Restez debout devant le miroir

Póngase de pie delante del espejo

75. Ça ne doit pas faire mal

No tiene que sentir dolor

76. Ça ne doit pas arriver

Eso no puede pasar

PNF

FNP (Facilitación Neuromuscular proprioceptiva)

1. Couchez vous sur le dos
   Póngase boca arriba

2. Couchez vous sur le ventre
   Póngase boca abajo

3. Couchez vous sur le côté droit
   Póngase sobre el costado derecho

4. Couchez vous sur le côté gauche
   Póngase sobre el costado izquierdo

5. La tête ici, s'il vous plait
   Ponga la cabeza aquí, por favor

6. Je vous montre comment faire le mouvement.

Le muestro cómo tiene que ser el movimiento

7. Je fais le mouvement, vous laissez le bras détendu

Yo haré el movimiento y usted suelte el brazo

8. Je fais le mouvement, vous laissez la jambe détendue

Yo haré el movimiento y usted afloje la pierna

9. Maintenant, appuyez/poussez contre ma pression

Ahora presione en contra de mi resistencia

10. Ouvrez les doigts et la main

Abra la mano y los dedos, por favor

11. Fermez les doigts et la main

Cierre la mano y los dedos, por favor

12. Tendez le coude

Estire el brazo y el codo, por favor

13. Pliez le coude
doble el brazo

14. Levez la jambe
Levante la pierna

15. Baissez la jambe
Baje la pierna

16. Contractez la jambe dans cette direction
Ponga tensa la pierna hacia esta dirección

17. Pliez le genou
Doble la rodilla

18. Tendez le genou
Estire la rodilla

19. Pliez la hanche
Flexione la cadera

20. Tendez la hanche
   Estire la cadera

21. Détendez vous / détendez vos muscles
   Relajar / aflojar

22. Plus
   Más

23. Moins
   Menos

24. Plus fort
   Con más intensidad

25. Moins fort
   Levemente

26. Moins vite
   Lentamente

27. Plus vite
   Más rápido

28. Appuyez, poussez vers le haut
   Presione hacia arriba

29. Appuyez, poussez vers le bas
   Presione hacia abajo

30. Maintenant dans l'autre direction
   Ahora presione en otra dirección

31. En direction de l'épaule de l'autre côté
   Presione en dirección al hombro contrario

32. En direction de la hanche de l'autre côté
   Presione en dirección a la cadera contraria

33. Vers l'oreille
   En dirección a su oreja

34. Vers le nez
En dirección a su nariz

35. Vers la fenêtre
En dirección a la ventana

36. Vers la porte
En dirección a la puerta

37. Vers le mur
En dirección a la pared

38. Vers l'horloge
En dirección al reloj

Mulligan

Mulligan

1. Montrez moi quel mouvement vous provoque des douleurs

Muéstreme con qué movimiento siente dolor

2. Détendez vous / restez détendu

Relájese

3. Maintenant, recommencez le mouvement.

Ahora realice el movimiento de nuevo

4. C'est mieux?

¿Es mejor así?

5. Avez-vous des douleurs en montant les escaliers?

¿Siente dolor al subir las escaleras?

6. Avez-vous des douleurs en descendant les escaliers?

¿Siente dolor al bajar las escaleras?

7. C'est mieux comme ça?

¿Es mejor así?

8. Vous ne devez pas avoir de douleurs, si ça fait mal, dites stop.

No debe sentir dolor, en caso de que sienta dolor me dice: "Pare".

9. Si la ceinture vous fait mal, je peux mettre un petit coussin entre vous et la ceinture.

Si el cinturón le provoca dolor, coloco un almohadón entre el cinturón y usted.

10. Vous pouvez faire cet exercice à la maison avec une serviette.

En casa puede hacer el ejercicio con una toalla

11. Vous pouvez faire cet exercice à la maison avec une bande élastique.

En casa puede hacer el ejercicio con una cinta Thera-Band (cinta elástica de látex)

12. Vous pouvez faire cet exercice à la maison avec un baton.

En casa puede hacer el ejercicio con una vara o bastón

13. **Vous pouvez acheter la balle dans un magasin de sport.**

    La pelota la puede comprar en una tienda de artículos de deportes

14. **Vous pouvez acheter la bande élastique dans un magasin de sport.**

    La cinta Thera-Band la puede comprar en una tienda de artículos de deportes.

15. **Elle doit être rouge**

    Debe ser roja

16. **Elle doit être verte.**

    Debe ser verde

Exercices

Ejercicios

1. Pliez

Flexionar

2. Tendez

Estirarse

3. Contractez vos muscles

Tensionar

4. Détendez vos muscles

Relajarse

5. Le postérieur en arrière

Poner el trasero hacia atrás

6. Contractez vos abdominaux / gardez les abdominaux contractés

Ponga tenso el vientre / déjelo tenso

7. Restez comme ça quelques secondes, ensuite détendez vos muscles

Permanezca así durante algunos segundos y luego afloje

8. Il ne doit y avoir aucun mouvement.

No debe hacer ningún movimiento

9. Ceci est pour la coordination

Esto ayuda a la coordinación

10. Faites trois séries à 10 répétitions

Haga tres Series de 10 repeticiones

11. Faites trois séries à 15 répétitions

Haga tres Series de 15 repeticiones

12. Faites trois séries à 20 répétitions

Haga tres Series de 20 repeticiones

13. Faites trois séries à 30 répétitions

Haga tres Series de 30 repeticiones

14. Faites une pause entre les séries

Incluya periodos de descanso entre los ejercicios

15. Quelques secondes

Un periodo de descanso por algunos segundos

16. Quelques minutes

Un periodo de descanso por algunos minutos

17. Combien

¿Cuántas veces hay que practicar?

18. Une fois par semaine

Una vez por semana

19. Deux fois par semaine

Dos veces por semana

20. Trois fois par semaine

Tres veces por semana

21. Une fois par jour

Una vez por día

22. Deux fois par jour
Dos veces por día

23. Trois fois par jour
Tres veces por día

24. Faites l'exercice devant le miroir
Haga los ejercicios delante del espejo

25. Asseyez vous devant le miroir
Siéntese delante del espejo

26. Restez debout devant le miroir
Póngase de pie delante del espejo

27. Ceci est pour la musculation
Esto sirve para el fortalecimiento

28. Faites le tous les jours à la maison
Practique los ejercicios todos los días en casa

29. Faites les exercices devant le miroir pour pouvoir corriger les erreurs.

Haga los ejercicios delante del espejo para que los pueda corregir.

30. Cela ne doit pas arriver

Eso no puede pasar

31. Comme ça, c'est faux

Eso está mal

32. Comme ça c'est bien

Eso está bien

33. Lentement

Lentamente

34. Plus lentement

Más lento

35. Vite

Rápido

36. Plus vite

Más rápido

37. Pas de mouvements brusques

Que no sea de golpe

38. Vous ne devez pas avoir de douleurs pendant des exercices.

No debe sentir ningún dolor al hacer los ejercicios

39. Si vous avez des douleurs pendant les exercices, ne les faites plus et dites le moi la prochaine fois

Si siente dolor al hacer los ejercicios, déjelos, no continúe con ellos y me lo dice la próxima vez.

40. Avez-vous fait les exercices?

¿Practicó los ejercicios?

41. Avez-vous eu des douleurs?

¿Sintió dolor al hacer los ejercicios?

42. Montrez moi où vous avez eu des douleurs

Muéstreme dónde sintió dolores

43. Montrez moi comment vous faites l'exercice.

Muéstreme cómo hizo los ejercicios

44. Tenez vous debout sur la jambe droite

Quédese de pie sobre la pierna derecha

45. Tenez vous debout sur la jambe gauche

Quédese de pie sobre la pierna izquierda

46. Tenez vous debout sur une jambe

Manténgase sobre una sola pierna

47. Ceci est pour l'équilibre

Esto sirve para el equilibrio

48. Essayez de ne pas tanguer

Intente no tambalear

49. Essayez d'intégrer ce mouvement dans votre quotidien

Este movimiento lo puede incorporar en sus tareas diarias.

Reprise de la marche

Reeducación de los patrones de la marcha

1. Tenez vous droit(e)
   Póngase de pie con la espalda recta

2. Faites des pas plus petits
   Haga pequeños pasos

3. Faites des pas plus grands
   Dé pasos más grandes

4. Faites des pas réguliers
   Dé pasos regulares o normales

5. Roulez bien le pied
   Haga girar el pie hacia ambos lados

6. D'abord le talon, ensuite le pied roule et se propulse en avant avec la pointe du pied

Primero aciente el pie sobre los talones y luego hágalo girar hacia ambos lados y después presione el pie hacia adelante con el talón.

7. Les béquilles accompagnent toujours la jambe malade.

La muleta (o bastón inglés) es el apoyo de la pierna enferma, por lo tanto deben ir juntos.

8. Laissez les bras détendus le long du corps

Mueva relajadamente los brazos de un lado a otro junto a su cuerpo.

Drainage lymphatique

Drenaje linfático

1. **On ne doit pas vous faire de prise de sang ou prendre votre tension à ce bras.**

   En este brazo no se puede medir la presión ni poner una inyección.

2. **Vous devez faire attention à ne pas vous blesser**

   Debe evitar no lastimarse

3. **Vous ne devez pas prendre de bain brûlant ou prendre de bain de soleil**

   Usted no debe tomar un baño con agua caliente ni estar en sol durante mucho tiempo.

4. **Si vous remarquez une éruption cutanée, rendez vous immédiatement chez le médecin.**

   En caso de que tenga una erupción cutánea dolorosa debe asistir de inmediato al médico.

5. Surélevez les jambes souvent, plusieurs fois par jour.

Varias veces al día coloque las piernas hacia arriba.

6. Surélevez la jambe souvent, plusieurs fois par jour.

Varias veces al día coloque la pierna hacia arriba.

7. Surélevez le bras souvent, plusieurs fois par jour.

Varias veces al día coloque el brazo hacia arriba.

8. Avez-vous un bas de compression?

¿Tiene una media de compresión?

9. Avez-vous des bas de compression?

¿Tiene medias de compresión?

10. Vous devez porter le bas tous les jours.

Tiene que llevar la media todos los días.

11. Vous devez porter les bas tous les jours.

Tiene que llevar las medias todos los días

12. Vous devez porter le bas jour et nuit.

La media la tiene que llevar día y noche

13. Vous devez porter les bas jour et nuit.
Las medias las tiene que llevar día y noche.

14. Vous ne devez pas porter de vêtements trop serrés.
No debe ponerse ropa estrecha

15. Couchez vous sur le dos
Póngase boca arriba

16. Tournez vous sur le ventre
Póngase boca abajo

17. Pouvez-vous vous coucher sur le ventre ou préfèrez vous vous assoir?
¿Puede ponerse boca abajo o prefiere estar sentado?

18. Assis(e)?
¿Quiere estar sentado?

19. Pliez la jambe et posez le pied sous le genoux
Ponga el pie debajo de la rodilla

20. Pliez les jambes et posez les pieds sous les genoux
Ponga los pies debajo de las rodillas

21. Rapprochez vous un peu de moi
Córrase un poco hacia mí, por favor

22. Mettez vous un peu plus à gauche
Córrase hacia la izquierda

23. Mettez vous un peu plus à droite
Córrase hacia la derecha

24. Mettez vous un peu plus haut
Córrase hacia arriba en dirección a su cabeza

25. Mettez vous un peu plus bas
Córrase hacia abajo en dirección a sus pies

26. Ça fait mal?
¿Le duele?

27. Ça ne doit pas faire mal
No debe sentir ningún dolor

Electrothérapie

Terapia eléctrica

1. Je vais poser deux électrodes

Le voy a colocar dos electrodos

2. Je vais poser quatre électrodes

Le voy a colocar cuatro electrodos

3. Il n'y a pas encore de courant électrique

Todavía no pasa la electricidad

4. Je monte un peu la puissance électrique

Lentamente voy a ir subiendo la electricidad

5. Dites le moi, dès que vous sentez l'électricité

Dígame por favor, cuando empiece a sentir la electricidad

6. Sentez vous l'électricité?

¿Siente la electricidad?

7. Ça doit être agréable

Tiene que ser agradable

8. Est-ce agréable?

¿Es agradable?

9. Vous ne devez sentir qu'un léger courant électrique

Usted debe sentir la electricidad sólo muy leve.

10. Je baisse maintenant la puissance électrique jusqu'à ce que vous ne sentiez plus le courant.

Ahora voy a bajar la electricidad hasta que usted no la sienta más.

11. Cela va durer environ dix minutes

Va a durar aproximadamente unos diez minutos

12. Cela va durer environ quinze minutes

Va a durar aproximadamente unos quince minutos

13. Cela va durer environ vingt minutes

Va a durar aproximadamente unos veinte minutos

14. Lorsque c'est terminé, je reviens enlever les électrodes.

Cuando haya terminado, vendré y le quitaré los electrodos

15. S'il y a un problème, appelez moi.

Si tiene algún problema, me llama

16. Je suis à côté

Yo estoy a lado

Rééducation du périnée

Ejercicios para el suelo pélvico o periné

Court

1. Le périnée est un muscle qui se situe entre le pubis et le coccys.

El suelo pélvico es el conjunto de músculos que se extiende desde el hueso púbico en la parte frontal hasta el hueso de la cola (cóxis) en la parte posterior.

2. Sa fonction principale est de fermer les ouvertures qui s'y trouvent.

La función del suelo pélvico es principalmente cerrar todos los orificios que se encuentran en la zona pélvica.

3. Il travaille avec les muscles abdominaux et le diaphragme.

El suelo pélvico hace un trabajo en conjunto con la musculatura abdominal y con el diafragma.

4. C'est pour cela que ces muscles doivent aussi travailler pour remuscler le périnée.

Por lo tanto hay que hacer trabajar a esa musculatura para fortalecer el suelo pélvico.

5. Essayez de contracter le périnée en faisant comme si vous deviez aller aux toilettes mais que vous ne pouviez pas.

Intente apretar los músculos principales que se extienden a lo largo del suelo pélvico y esto lo hará de la siguiente manera: Haga como si tuviera muchas ganas de ir al baño, pero reténgalas.

Long

1. Le Périnée est le muscle situé entre les os coxaux latéraux (les os sur lesquels on s'assoit) le coccyx et le pubis.

El suelo pélvico es el músculo ubicado entre el esquión derecho e izquierdo, el coxis(el hueso en que remata la columna vertebral) y el pubis.

2. La fonction principale du périnée est le contrôle de la continence. Grâce à un entrainement régulier, vous pourrez éviter une incontinence ou améliorer la situation dans le cas d'une incontinence déjà présente.

El suelo pélvico contribuye esencialmente al control de la salida de orina y materia fecal. A través del ejercicio diario puede prevenir la salida involuntaria de orina y materia fecal o influir favorablemente en otros problemas de la misma índole.

3. **Le périnée protège et soutient les organes situés dans le bassin. c'est pour cette raison qu'un entrainement du périnée permet d'éviter une descente d'organes.**

Además el suelo de la pelvis es el apoyo de los órganos abdominales ya que éste los sostiene desde abajo. Por eso usted pude ayudar a prevenir los problemas de control de vejiga al ejercitar los músculos del suelo pélvico.

4. **Afin de fonctionner correctement, le périnée travaille avec les muscles abdominaux et le diaphragme, le muscle respiratoire le plus important.**

Para poder lograr ese objetivo, los músculos del suelo pélvico realizan su trabajo junto con la musculatura abdominal y el diafragma. El diafragma es un músculo muy importante para la respiración.

5. **C'est pour cette raison qu'il faut faire travailler ces muscles afin de remuscler le périnée.**

Por esta razón hay que hacer trabajar a estos músculos para fortalecer el suelo pélvico.

6. Essayez de contracter votre périnée en vous imaginant que vous fermer votre anus et votre vagin.

Intente contraer los músculos del suelo pélvico y lo hará de la siguiente manera: Imaginese que está cerrando el ano y su vagina.

7. Essayez de contracter votre périnéé en le contractant comme si vous aviez besoin d'aller aux toilettes mais que vous ne pouviez pas.

Intente contraer los músculos del suelo pélvico y lo hará de la siguiente manera: Haga como si tuviera muchas ganas de ir al baño, pero reténgalas

8. Inspirez profondément, contractez votre ventre et expirez en même temps.

Respire profundamente, contraiga el abdomen al expulsar el aire lentamente.

9. Je vous montre et ensuite vous le faites.

Yo le mostraré el ejercicio primero y luego usted lo repetirá.

Thérapie respiratoire

Terapia respiratoria

1. Inspirez par le nez

Respire por la nariz

2. Expirez par la bouche

Espire el aire por la boca.

3. Je vous montre, ensuite vous le faites.

Yo haré primero el ejercicio y después usted lo repetirá.

4. Lentement

Lento

5. Plus lentement

Más lento

6. Vite
Rápido

7. Plus vite
Más rápido

8. Profondément
Profundo

9. Plus profondément
Más profundo

10. Superficiellement
Ligero

11. Moins profondément
Más ligero

12. Respirez plus dans le ventre
Inspire el aire por su nariz hacia la parte baja del vientre

13. Le ventre doit devenir plus gros lorsque vous inspirez

El vientre debe inflarse a través de la inspiración

14. Posez vos mains sur le ventre

Coloque las manos sobre su vientre.

15. Posez vos mains sur la cage thoracique

Coloque sus manos sobre el tórax.

16. Votre ventre doit faire bouger vos mains lorsque vous inspirez

Inspire de modo que el aire mueva el vientre y sus manos.

Pratique

Frases útiles

1. Bonjour
Buenos días / Buenas tardes

2. Au revoir
Adiós

3. S'il vous plaît
Por favor

4. Merci
Gracias

5. Restez relaxé
Aflojar

6. C'est douloureux?
¿Duele?

7. C'est mieux comme cela?
¿Está mejor así?

8. Plus fort?
¿Más fuerte?

9. Oui
Si

10. Non
No

11. Je suis désolé, je ne comprends pas
Lo siento, no entiendo

Mot de la fin

Je tiens à dire merci à tous ceux qui m'ont aidé à écrire la série "Little Physio"

Merci aux traducteurs, aux correcteurs, à ma famille et à mes amis qui ont tous participé de près ou de loin à l'aventure.

Merci aussi à ceux qui ont prêté leur voix pour l'application "Little Physio" ainsi que pour les vidéos de présentation.

Un grand MERCI à mon mari, qui a programmé les applications pour Android et pour Iphone... et pour tout le reste aussi :)

Merci à vous, lecteur fidèle, d'avoir acheté ce livre ou même plusieurs de mes livres (voir page suivante)

et

si vous appréciez le Little Physio, merci de bien vouloir laisser un commentaire sur Amazon, ce serait très gentil de votre part :)

Bibliographie

Série Little Physio

- Français => anglais
- Français => espagnol
- Français => italien
- Français => allemand
- Français => turc

ou

The Big Little Physio

- Français => anglais, espagnol, italien, allemand, turc

Série Le petit coach

- Le petit coach pour plus de bonheur
- Le petit coach pour booster la confiance en soi

Caroline Braun

www.ingramcontent.com/pod-product-compliance
Lightning Source LLC
Chambersburg PA
CBHW071802170526
45167CB00003B/1138